AF464211

DU TRAITEMENT MÉTHODIQUE

DES

HYPOTROPHIES & DES ATROPHIES

PAR

LE Dr E. DALLY

Médecin de l'Établissement hydrothérapique de Neuilly, Vice-Président de la Société d'antropologie, membre de la Société médico-psychologique, de la Société de thérapeutique, etc.

PARIS
G. MASSON, ÉDITEUR
LIBRAIRE DE L'ACADÉMIE DE MÉDECINE
Place de l'École-de-Médecine, 17.

1874

DU TRAITEMENT MÉTHODIQUE

DES HYPOTROPHIES ET DES ATROPHIES

PAR M. E. DALLY.

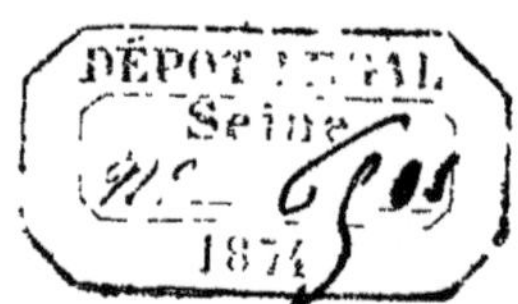

La thérapeutique, ou pour parler plus correctement, la thérapie peut être, comme toutes les sciences appliquées, considérée à plusieurs points de vue qui fournissent les éléments mêmes de la méthode. Ainsi, l'on peut prendre pour base les agents thérapeutiques, la matière médicale proprement dite, et les subdiviser en plusieurs séries secondaires dont les caractères seraient tirés de plusieurs ordres distincts de propriétés. On peut encore partir de l'action supposée des remèdes sur les principales fonctions, ou sur quelque partie de leur mécanisme. Les systèmes organiques eux-mêmes déterminent une série prise à un point de vue nouveau. Les maladies, enfin, offrent leurs cadres au classement des méthodes et des procédés de la médication.

Chacun de ces points de vue offre certains avantages, soit au praticien, soit à l'étudiant, et, en pareille matière, les praticiens sont ou devraient être des étudiants perpétuels. Chacun de ces points de vue présente aussi des inconvénients. C'est ainsi que la plupart des médicaments dits *évacuants* ont, à côté de la propriété qui leur sert d'étiquette, des qualités qui, pour le praticien, sont oubliées ou méconnues, en vertu même de leur action supposée principale. Il en est de même des altérants, des narcotiques, des antispasmodiques, des toniques et de presque toutes les catégories qui sont rangées au titre de médications. Ce n'est là que l'une des moindres critiques que l'on peut faire à cette classification ; mais je n'ai pas ici l'intention de traiter des questions complexes de la méthode ; je voudrais seulement signaler les avantages d'un des points de vue thérapeutiques les plus négligés et des plus propres, cependant, à grouper selon leurs véritables affinités, — les fins de la thérapie, — les agents de traitement ; je veux parler des *indications élémentaires* ou, en d'autres termes, des indications thérapeutiques qui résultent d'un des éléments fondamentaux de la pathologie.

Ce que sont les éléments pathologiques, à quel caractère on peut les déterminer, quel en est le nombre? ce sont là autant de questions qu'il ne m'appartient pas de développer. Il me suffira de dire ici que nombre de lésions de tissus, d'éléments ou de produits organiques, se produisent avec une certaine uniformité dans toutes les maladies, et constituent le fond même des désordres symptomatiques les plus variables. Les lésions sont systématiques.

L'anémie, par exemple, sous ses types principaux, offre l'un des éléments morbides les mieux caractérisés, surtout lorsqu'elle se présente sous la forme la plus commune, *l'hypoglobulie*. Aussi l'anémie est-elle la source la plus riche en indications thérapeutiques et l'on peut dire que la moitié de la pratique médicale consiste dans la prescription des moyens les plus propres à réparer la déperdition des globules sanguins. L'atrophie, ou pour parler plus exactement l'*hypotrophie*, se présente ensuite comme une indication d'une extrême fréquence. Constante, on peut le dire, dans la plupart des maladies des centres nerveux, constante comme fait primitif ou consécutif dans les déformations, elle est presque fatale dans les fièvres et dans les phlegmasies, et depuis les travaux de M. Gübler sur les *paralysies amyotrophiques* (*Archives de médecine* 1860 et *Gazette médicale* 1861), les médecins savent que les formes même les plus graves de l'hypotrophie sont toujours à redouter dans les maladies aiguës. La dénutrition est en quelque sorte le fait le plus général de l'état maladif.

Mais, de même que les anémies ont une étiologie et des caractères anatomiques distincts, les atrophies se rattachent à des causes diverses et frappent tous les tissus. De là des indications et des procédés de traitements extrêmement variables. Ajoutons ici que l'anémie, qui est une sorte d'atrophie du sang, et l'atrophie des tissus sont deux états qui n'ont de commun que le fait d'une déperdition, sans que d'ordinaire y ait entre ces deux états le moindre lien de causalité. Quand ils coexistent, c'est pure coïncidence.

La question se présente maintenant de savoir s'il existe pour le traitement des éléments morbides un ensemble de procédés constamment applicables dans les mêmes conditions, de façon que l'on puisse reproduire expérimentalement, pour ainsi dire, le but que l'on s'est proposé d'atteindre. Or, la réponse n'est pas douteuse, du moins pour les deux éléments morbides que nous avons pris pour exemples, l'hypémie et l'hypotrophie, et nous chercherons dans les pages qui suivent à exposer les méthodes et les procédés qui ont pour but de favoriser les actes nutritifs dans une région ou dans un système organique.

I. — L'hypotrophie est cet état pathologique dans lequel les phénomènes de désassimilation dominent les actes d'assimilation, de sorte que finalement les éléments anatomiques sont réduits soit en nombre, soit en volume. L'atrophie est la disparition complète d'un organe ainsi qu'on le voit dans l'état fœtal pour le thymus ou dans le déclin de l'âge pour l'appareil de Wolf, la glande mammaire, le testicule, etc. L'atrophie enfin, est parfois le résultat d'un retard ou d'un arrêt de développement, et détermine dans la croissance des inégalités extrêmement fréquentes, qui ont souvent pour résultats la production de difformités presque imperceptibles. C'est ainsi que même en faisant abstraction des inégalités du développement, produites par l'exercice ou le travail, on peut constater chez nombre d'enfants des différences de volume et de force entre les deux côtés du corps, qui peuvent varier à différents âges, mais sont le plus souvent définitives.

On peut encore signaler ici des atrophies dans le développement des systèmes : Voici, par exemple, une région velue d'un côté du corps, absolument glabre de l'autre ; voici un membre qui n'a jamais offert la moindre trace de sudation tandis que son congénère transpire abondamment. Il est évident qu'il y a dans ces cas un défaut de développement circonscrit des bulbes pilifères et des glandes sudoripares. L'hypotrophie pathologique peut être totale ou partielle ; elle est unilatérale ou disséminée, et le fait a une importance considérable au point de vue de l'origine et du traitement. L'hypotrophie générale peut n'atteindre qu'un seul tissu, l'adipeux, le nerveux, le musculeux, par exemple ; elle peut aussi frapper, comme à la suite des maladies aiguës graves, tous les tissus; la déperdition de substance peut s'élever en poids à 20 et même 25 kilogrammes en un espace de temps très-court, par rapport au temps nécessaire à la croissance. Elle peut enfin n'atteindre qu'une portion limitée du corps, un seul membre, un segment de membre. C'est le bras, par exemple, tandis que l'avant-bras est à l'état normal ; une moitié de la face, etc.

L'hypotrophie est souvent due à des lésions primitives du système nerveux ; il suffit pour établir ce fait d'avoir observé la forme unilatérale ; mais, le plus généralement, elle est périphérique, elle frappe directement le tissu ou, comme dans la trophénevrose, la région animée par un nerf moteur. Les altérations des centres gris de la moelle à la suite des paralysies de longue durée, ne sont pas une preuve suffisante de l'existence d'une lésion de ce genre au début des désordres de nutrition, de sorte que l'observation clinique se montre ici supérieure à l'anatomie pathologique pour la détermination du siége primitif des lésions, lesquelles peuvent atteindre les centres nerveux par voie centripède. De ces quelques lignes, on peut déduire cette opinion, qu'un même état atrophique peut être primitif ou consécutif dans les centres aussi bien qu'à la périphérie, et ce fait est extrêmement important, parce qu'il rend compte des résultats en apparence contradictoires obtenus dans la paralysie infantile par exemple où les guérisons, de même que les insuccès, se comptent en nombre égal dans la pratique d'un même médecin.

Comme la nutrition est une propriété fondamentale des tissus vivants, propriété qui n'est soumise qu'à certaines conditions physiques, telles que l'exosmose et l'endosmose, il est certain que l'influence des systèmes nerveux, des centres trophiques ou ganglionnaires peut n'être que secondaire. L'hypotrophie consécutive à des lésions nerveuses n'est donc pas nécessairement une suite directe de ces lésions; elle peut en être une suite indirecte. C'est ainsi que, quand la continuité des nerfs vaso-moteurs est interrompue, des phénomènes vasculaires se produisent qui modifient les circulations locales et par suite l'intensité des échanges moléculaires d'une région donnée : l'ischémie ou la polyhémie. De même les modifications sécrétoires liées aux causes dites morales retentissent secondairement sur la nutrition générale. Il est d'ailleurs certain que la nutrition est favorisée par une innervation régulière, mais la propriété fondamentale de se nourrir est primitivement liée à l'intégrité des propriétés physiques de nos tissus. C'est ainsi que l'oblitération des vaisseaux détermine la gangrène; à un moindre degré, les indurations du tissu conjonctif, la présence des exsudations inflammatoires, la diminution de la perméabilité des cellules ou des tubes nerveux primitifs, l'hypertrophie adipeuse sont autant de causes indirectes d'hypotrophie.

C'est à modifier cet ensemble de causes que la thérapie doit s'attacher en analysant les conditions au sein desquelles se produisent les actes morbides qu'elle doit combattre.

En résumant les causes physiologiques d'hypotrophie que nous venons d'énumérer, nous trouvons donc celles qui sont dues :

1° A la perte des propriétés physiques des tissus ;

2° A des arrêts de développement ;

3° A des troubles circulatoires déterminant l'ischémie ;

4° A des lésions nerveuses primitives centrales ou périphériques;

5° A des lésions nerveuses par voie centripède qui, une fois produites, agissent comme les précédentes ;

6° Au défaut d'usage primitif ou secondaire, c'est-à-dire à l'inactivité fonctionnelle.

II. — Parallèlement à cette étiologie, nous devons trouver des agents qui modifient, s'il se peut, l'enchaînement des actes qui aboutissent à l'atrophie, soit par l'intermédiaire des vaisseaux, soit par les actions nerveuses. Mais il faut supposer tout d'abord un certain degré d'intégrité des fonctions digestives et de la constitution du sang, faits que l'on doit distinguer des atrophies des tissus ; or, un sujet peut être profondément hypotrophié, tout en offrant une proportion normale des éléments constituants de ce liquide.

L'expérience nous a indiqué les agents physiques exerçant une action favorable sur les hypotrophies : le mouvement, — le calorique, ou le froid, — la lumière, — l'électricité, en un mot, les fluides dits impondérables. A la lésion d'une propriété dont les conditions sont primitivement physiques, — la perméabilité, — il semble rationnel de créer un milieu artificiel favorable au retour des actes élémentaires de cette propriété.

L'association de mouvements, sous forme de frictions, de percussions, de flagellations, soit à l'aide de l'eau froide, soit à l'aide de la main ou des verges, représente la presque totalité des effets très-puissants de l'hydrothérapie.

La lumière, le calorique nous offrent aussi d'importants éléments, trop négligés; l'électricité enfin, dont le rôle est de mieux en mieux déterminé, tels sont les agents physiques dont le mode d'application sera exposé plus loin.

Les agents pharmaceutiques ou chimiques nous fournissent-ils des substances qui, soit par leur action primitive sur les nerfs ou sur les éléments anatomiques, soit par voie d'assimilation, peuvent lutter contre les dénutritions? Cela paraît problable. La strychine, l'arsenic, le fer, le café, etc., paraissent être dans ce cas.

Enfin, les agents physiologiques par excellence, c'est-à-dire l'exercice des fonctions, la direction des actes de la vie animale, des muscles et du cerveau, tiennent dans le traitement des hypotrophies une place de premier ordre, principalement sous la forme de gymnastique localisée. Il arrive souvent, par exemple, que sous l'influence des arthropathies et des hypotrophies périarticulaires, des subluxations se produisent ; mais il arrive aussi que des luxations traumatiques produisent des troubles nutritifs qui guérissent par la réduction des déplacements, c'est-à-dire par la *restitution fonctionnelle*.

C'est dans cet ordre que nous exposerons le traitement des atrophies.

EMPLOI DES AGENTS PHYSIQUES.

I.— Le plus simple de ces agents, c'est le *mouvement* communiqué sous la forme de *frictions* et *manipulations* diverses, telles que le pincement, *massage*, *flagellations*, etc. Les résultats directs de ces pratiques sur la nutrition partielle sont très-limités ; mais ils sont sensibles quand il s'agit simplement de provoquer la réaction des centres nerveux par une excitation périphérique telle que la friction sèche ; la rapide calorification qui suit cette opération semblerait impliquer une rénovation organique plus intense, et, par suite, produire des effets trophiques notables. Mais, soit que l'excitation nerveuse centripède soit suivie de réaction par épuisement, soit que les oxydations qui produisent le calorique soient excessives, l'expérience nous conduit à n'accorder à cette pratique qu'une infime valeur, sauf dans les cas de dénutrition générale qui ont une tendance spontanée à l'amélioration ; dans ces cas, il est certain que les frictions sèches, surtout quand elles ne sont pas très-énergiques, favorisent la circulation périphérique et les échanges moléculaires dans les régions sous-jacentes.

Dans les atrophies partielles ou progressives, on n'en peut attendre qu'un certain mieux passager ; à certaines périodes de l'atrophie musculaire progressive et de la *paralysis tremorans*, les frictions sèches, parfois douloureuses, sont souvent plus nuisibles qu'utiles. A la suite des applications hydrothérapiques, elles peuvent être énergiques chez les sujets d'une innervation abondante et chez les pléthoriques, mais elles doivent être modérées chez les personnes délicates, car elles peuvent entraver la réaction spontanée dont il faut respecter l'évolution, si d'ailleurs cette réaction est assurée. Les frictions ne peuvent jamais remplacer l'exercice actif ; dans les atrophies circonscrites et anciennes, ce procédé, très-usité, ne nous a jamais paru avoir donné des résultats durables, non plus que les *percussions*, *claquements*, *pincements*, *flagellations* usités dans la gymnastique dite suédoise.

Mais il en est autrement de certaines formes de manipulations dont le but et l'effet sont de produire l'attrition et la résorption de certains tissus néoplasiques, de certains produits de combustion ou de désassimilation, de certains liquides épanchés, tissus, produits et humeurs qui, par leur seule présence, entravent les opérations d'échange, d'oxydation, de formation, ainsi que la circulation capillaire (1). Tout traumatisme, tout état congestif lié aux dilatations

(1) M. *Gubler*, dans son Mémoire sur *la paralysie amyotrophique consécutive aux maladies aiguës*, a étudié de très-près les différences de l'atrophie aiguë grave et simple et des *dystrophies* progressives. Il croit que dans les amyotrophies consécutives aux maladies aiguës, il n'y a pas de *substitution* de produits aux fibres et aux cellules musculeuses. « Les éléments organiques, dit-il, pourraient bien se fondre en une substance analogue à la peptone qui, absorbée et réintégrée dans la masse sanguine, y reprendrait comme l'albuminurie digestive les qualités de l'albumine proprement dite. » Dans

vasculaires paralytiques, toute irritation due à la présence dans le sein de nos organes de produits d'oxydation incomplets (l'acide urique, par exemple), toute hydropisie, toute interruption dans la destruction des éléments anatomiques qui ont vécu, toute substitution d'un tissu simple et général, — le lamineux et l'adipeux, par exemple, — aux tissus plus complexes et spéciaux, — la fibre musculaire ou le tissu nerveux, — provoque une hypotrophie par voie de compression, d'obstruction, de substitution ; c'est ce que l'on observe dans toutes les affections périphériques aiguës ou chroniques des articulations qui ont eu quelque durée, de même que dans les atrophies de cause spinale ; et l'indication première est ici de faire résorber les produits hétérotopiques qui ralentissent ou suppriment la nutrition.

Les différentes formes de manipulations qui ont été décrites sous les noms d'écrasement, pressions mobiles centripètes, malaxations, remplissent très-efficacement cette indication. Une fois débarrassés des *engorgements*, des *obstructions*, des *épanchements*, les tissus normaux prolifèrent rapidement, selon l'âge et l'activité fonctionnelle des sujets, pourvu que l'innervation et la circulation soient intactes, car l'on sait, selon la juste expression de *Claude Bernard*, que la nutrition n'est qu'une génération continue.

Chacun sait en effet que les membres qui sont le siége d'un œdème de quelque durée s'amaigrissent avec une extrême rapidité et que la flaccidité des chairs à la suite de la résorption n'est pas une simple apparence ; l'œdème empêche la rénovation cellulaire. Les

l'état chronique, les atrophies musculaires se compliquent de la présence des détritus organiques. M. *Hayem* a récemment étudié les altérations musculaires des maladies chroniques et il dit : « Au microscope, la plupart des fibres musculaires sont atrophiées, et tantôt cette atrophie est simple, c'est-à-dire que le contenu strié a diminué sans s'altérer ; tantôt l'atrophie est combinée avec une dégénération, pigmentation, dégénérescence granuleuse ou granulo-graisseuse. Çà et là, dans les muscles, on voit quelques gaînes de sarcolemme vides ou presque vides, qui ne contiennent plus que des débris granuleux ou graisseux du contenu strié et quelques cellules musculaires atrophiées elles-mêmes ; ajoutez à cela la présence dans le périmysium de cellules conjonctives qui, gonflées par des granulations graisseuses, forment des corps granuleux et une infiltration graisseuse, ou à la fois graisseuse et pigmentaire des parois des capillaires, et vous aurez ainsi la description à peu près complète du marasme musculaire simple. » En regard de ces lésions, ce même auteur décrit les lésions *dystrophiques* dans les termes suivants : « A côté des portions encore striées ou dans d'autres fibres, on trouve des fragments granuleux formés tantôt par de la substance striée désagrégée sous la forme d'une masse grisâtre, finement granuleuse, tantôt par des amas ou traînées de granulations qui imbibent la partie persistante de la substance musculaire. » (*Gazette médicale*, 1874, nº 5.) La substitution du tissu lamineux au musculeux a été décrite par *Ch. Robin*. (Art. LAMINEUX, du *Dictionnaire encyclopédique des sciences médicales*, p. 250). La paralysie pseudo-hypertrophique ne paraît pas être autre chose qu'une hypertrophie de ce tissu, opinion que M. Duchenne n'accepte pas.

épanchements sanguins et surtout les extravasations consécutives à une rupture des gaînes tendineuses et des synoviales dans l'entorse produisent à la longue de véritables atrophies péri-articulaires, et avant que le traitement des entorses par le massage fût devenu la règle, les déformations atrophiques des membres étaient beaucoup plus fréquentes. Il est vrai que ces atrophies tiennent en grande partie au défaut d'usage de certains muscles à la suite de légers déplacements articulaires, en partie aux lésions traumatiques des nerfs, mais elles sont entretenues par la présence au sein des tissus de produits désorganisés et de détritus organiques qui souvent s'organisent, s'enkystent, et souvent aussi déterminent des adhérences, des brides lamineuses définitives. Aussi le traitement des entorses n'est-il en général satisfaisant que quand les manipulations ont été appliquées à une époque rapprochée de l'accident.

D'une manière générale on peut dire que le traitement des hypotrophies qui s'accompagnent de substitution granulo-graisseuse, de prolifération interstitielle (1), de non-résorption des produits nécrobiosés ou de formation de ces tissus hétérologues que Virchow a rattachés à l'hétérotopie, à l'hétérochronie et à l'hétérométrie, et dont il faut exclure l'idée de malignité, ce traitement, dis-je, offre comme indication première la résolution et la résorption. Il est de toute évidence, en effet, que la présence d'un produit ou d'un tissu étranger à la composition normale d'un organe est généralement une cause d'atrophie pour cet organe. Sans doute, cette cause devient elle-même le plus souvent un effet, mais l'indication n'en existe pas moins, car il va de soi que, si l'on peut faire disparaître un effet morbide au fur et à mesure qu'il se produit, on améliore les conditions de résistance au processus morbide.

Les arthropathies liées à la goutte et au rhumatisme s'accompagnent, quand les accès se renouvellent fréquemment, d'une hypotrophie musculaire qui n'est pas seulement due à l'impotence fonctionnelle, mais à la présence des urates au sein des tissus et aux algies déterminées par l'action d'un corps étranger à l'état de cristal sur des éléments très-irritables. Aussi les manipulations appliquées à la goutte dans l'intervalle des accès peuvent, associées à un régime convenable, en prevenir le retour. Les sudations localisées suivies de douches, aident singulièrement à ce résultat. La jointure débarrassée des produits pathologiques reprend ses fonctions internes. M. *Benibarde*, dans ses curieuses observations sur la maladie qu'il appelle *névromyopathie péricarticulaire*, a constaté par l'emploi des douches ré-

(1) « Toute hypertrophie du tissu interstitiel des organes amène l'atrophie de leurs éléments parenchymateux. » (Cornil et Ranvier, *Histologie path.*, 2, 43).

solutives les mêmes conséquences fonctionnnelles. Dans les troubles nutritifs périphériques, il suffit donc souvent de déblayer le terrain pour obtenir le retour des actes trophiques empêchés.

Mais ce n'est pas seulement aux tissus périphériques que cette vue peut s'appliquer. Les déformations atrophiques des éléments anatomiques et l'encombrement, ou si l'on veut, les infarctus déterminés par la suspension ou la diminution de la resorption se retrouvent dans le tissu nerveux central, et la question est de savoir si les manipulations peuvent être dirigées de façon à favoriser l'élimination des produits nécrobiosés. L'affirmation me paraît peu douteuse si l'on songe que la circulation de voisinage peut être modifiée à son tour de proche en proche par la circulation médullaire. Sur un grand nombre de malades atteints d'atrophies liées à des affections médullaires, j'ai pratiqué ou fait pratiquer des manipulations résolutives sur la région vertébrale postérieure, et j'ai toujours constaté une certaine amélioration, le plus souvent passagère, il est vrai, mais néanmoins fort utile. Dans un cas de myélite aiguë accompagnée de paraplégie, d'anesthésie, de paralysie vésicale et intestinale, d'atrophie graisseuse presque complète, le malade, banquier bien connu de la Charente, vit, après deux ans de manipulations non interrompues, les tissus se régénérer presque normalement sur tous les points du corps, et les paralysies disparaître. Depuis plusieurs années la guérison s'est maintenue et, sans être fort, le malade peut aller et venir. Ce résultat, très-exceptionnel, n'a été obtenu que par l'intervention quotidienne d'un masseur habile qui, plusieurs fois par jour, pratiquait des manipulations sur les membres et sur la région rachidienne. Aucun doute n'était possible sur le diagnostic ; la myélite aiguë s'offrait avec tous ses caractères fébriles, douloureux, atrophiques, paralytiques. Aucun doute non plus sur la cause de la guérison, car le malade avait essayé, sans résultats, nombre de traitements généraux et locaux, y compris les cautérisations, la faradisation qui avait aggravé le mal et les courants continus qui n'avaient pu être tolérés.

En général, les résultats des manipulations résolutives chez les adultes sont loin d être aussi complets. Sur plus de trente cas d'hypotrophies substitutives coïncidant avec des altérations médullaires et que j'ai traités ou fait traiter par les manipulations, jamais je n'ai obtenu rien qui ressemblât à une guérison, mais j'ose dire que toujours j'ai constaté des améliorations passagères ou permanentes que l'on ne peut expliquer que par l'amélioration des conditions dans lesquelles peut s'effectuer l'échange moléculaire nutritif qui maintient l'intégrité de nos tissus, lesquels, selon la comparaison de Littré, sont comme la toile de Pénélope : « trame toujours sur le métier et ne subsistant qu'à la condition d'avoir des fils incessamment renouvelés. »

Dans le premier âge, les encombrements de dénutrition et les produits substitués se résorbent plus facilement ; et comme la nutrition est plus active, il s'ensuit que les résultats thérapeutiques que l'on obtient sont plus complets. Dans nombre de cas d'hypotrophie de région qui s'accompagnaient d'hyperplasie interstitielle ou graisseuse, ou d'exsudats inflammatoires périarticulaires et de turgescence lymphatique, j'ai toujours vu la nutrition se rétablir spontanément quand on pouvait obtenir à l'aide de manipulations appropriées la résolution de ces produits. Il va de soi que l'adjonction des excitants directs, de l'hydrothérapie, par exemple, ne fait qu'augmenter ce résultat. Aussi ne suis-je pas surpris des guérisons annoncées par M. *Duchenne* (de Boulogne) dans l'affection qu'il a désignée du nom impropre de *paralysie pseudo-hypertrophique* à l'aide de la faradisation musculaire, du massage et de l'hydrothérapie (1). Cette affection, qui est le type des atrophies par substitution, ne s'accompagne pas, on le sait, d'atrophie des cellules antérieures de la moelle ; on s'explique que l'attrition, la dissolution et la résorption des hyperplasies laissent le champ libre à la nutrilité de la fibre musculaire.

J'ai décrit dans un article sur les *manipulations thérapeutiques* (2) les procédés les plus propres à atteindre le but indiqué dans les pages qui précèdent. En général, quand on a bien déterminé la nature de l'*engorgement* à résoudre, et à la condition qu'il n'offre pas de tendance à la suppuration, on pratique à pleines mains une sorte de *pétrissage* suivi de pressions mobiles uniformes ou ondulées, centripètes, c'est-à-dire constamment dirigées de l'extrémité des membres vers leur racine. Très-efficaces contre les stases vasculaires ou lymphatiques, contre les infarctus nécrobiosiques, ces manœuvres sont moins puissantes quand il s'agit de faire disparaître des hyperplasies ; elles échouent d'ordinaire en présence des formations néoplasiques, sarcome, chondromes, ostéomes, etc., que *Récamier* avait tenté de guérir par la compression et les manipulations.

Avant de terminer l'examen de cette question, je dois faire observer que les phénomènes de résorption consécutifs aux actes de désassimilation s'opèrent simultanément avec les phénomènes de l'apport sanguin. *Longet* dit excellemment : « Le sang est l'intermédiaire où aboutit et ce qui va être employé et ce qui a été employé ; si d'un côté il porte par mille canaux la nourriture à tous les organes, se

(1) *De l'électrisation localisée*, 3e édit, p. 615.
(2) *Dictionnaire encyclopédique des sciences médicales*, 1870.

transformant par une chimie spéciale en tissus et en humeurs, d'un autre côté, à mesure que les particules organiques sont décomposées et fluidifiées, elles rentrent dans le grand courant sanguin qui les emporte » (*Physiologie,* II, p. 1060). Ce n'est donc que pour l'avantage de l'analyse abstraite que nous avons séparé les deux actes d'une même fonction générale.

II. — Le calorique dans ses diverses modalités et intensités, représente un agent très-puissant de provocation aux actes nutritifs. On peut étudier ce qui en thérapie se rapporte au calorique, selon que l'on veut s'en servir pour créer un milieu, une atmosphère artificielle à l'organisme, ou selon que l'on veut modifier la production de chaleur animale dont la source prochaine est, on le sait, dans les combustions lentes et successives dont nos tissus et nos humeurs sont le siége. Il est d'ailleurs incontestable que ce *résultat*, la chaleur animale, devient une *condition* pour les phénomènes ultérieurs de la nutrition. En d'autres termes, les combustions dénutritives élèvent la température du corps vivant à un certain degré ; cette température ne peut être abaissée sans préjudice au-dessous de 36°, et la plupart des observateurs considèrent que tout mouvement vital est aboli au-dessous de 30 ou 32° (1). Aussi si l'on peut dire avec *Gavarret* que « la distribution de chaleur à la surface du globe est la condition fondamentale du développement des êtres organisés (2), » on peut ajouter que la production de chaleur animale est la condition de l'entretien des organismes. « Transporté avec les globules dans les capillaires généraux, dit encore *Gavarret*, l'oxygène absorbée agit par des combustions lentes et successives sur les matières ternaires et quaternaires fournies par le travail de la digestion et sur les matériaux organiques séparés des tissus par le travail de dénutrition. De ces réactions, accompagnées dans certaines circonstances de véritables dédoublements, résultent la génération aux dépens de l'albumine, des éléments constitutifs des divers organes, la formation d'une certaine quantité de graisse et la production des substances qui sont les derniers termes des transformations organiques et organisés de l'économie avant d'être transportés au dehors. De ces matières éliminées par les divers émonctoires du corps des animaux, les unes sont incomplétement brûlées; quelques-unes même restent quaternaires, azotées comme l'urée, l'acide urique, et s'échappent par le rein, par le foie, les autres sont complétement minéralisées (l'azote, l'acide carbonique et l'eau) et éliminées par les voies respiratoires.

(1) *H. Roger*, Rapport sur le prix d'Ourches. *Bull. de l'Acad. de méd.*, 1874, n° 11,
(2) Art. Atmosphère. (*Dict. encycl. des sc. méd.*)

Ces produits des combustions complètes et incomplètes de matériaux organiques du sang sont destinés à éliminer de l'azote, du carbone et de l'hydrogène. Toutes ces combustions effectuées dans la trame des capillaires généraux s'accompagnent nécessairement d'un *dégagement de chaleur* (1). »

Cette chaleur dégagée est en partie employée par la génération continue des éléments organisés ; et c'est pourquoi la température s'élève dans les états fébriles où la nutrition est suspendue : tout le calorique disponible est mis en liberté.

On a une preuve évidente de l'influence du calorique extérieur sur la nutrition dans le fait bien connu qu'une même plante soumise à différentes températures exige, pour arriver à maturité, ainsi que l'a établi *Boussingault,* un nombre de jours qui est en raison inverse de la température du lieu où elle est cultivée. Il est d'ailleurs incontestable que dans les climats tempérés, la croissance est plus rapide au printemps et au commencement de l'été ; d'un autre côté, une température excessive favorise trop la désassimilation et s'ajoute au calorique dégagé des combustions de façon à produire un état dont la consomption tropicale est le type extrême. Le regrettable *J. Guyot* a montré dans son *Traité de l'incubation* (1840), ouvrage trop oublié que Trousseau et Pidoux qualifient « une des meilleures monographies de l'époque, » les avantages considérables que l'on trouve à placer les membres malades, ulcérés et amputés dans un milieu thermique extérieur, semblable au milieu interne, c'est-à-dire à la température de 36 à 37°. Il n'a malheureusement fait aucune expérience directe sur le traitement des hypotrophies chroniques.

D'un autre côté, les hydrologues *Fleury, Delmas, Benibarde,* ont constamment rapporté à l'application de la chaleur et du froid, ou plutôt au froid seul les effets trophiques de la médication hydrothérapique, et alors même que les deux derniers emploient l'eau chaude, ils confessent que c'est pour arriver à la tolérance. Le moyen suprême de l'hydrothérapie est donc l'emploi du froid pour arriver à la *réaction,* c'ést-à-dire à la suractivité nutritive. Or, cette réaction ne peut s'expliquer que par l'augmentation des combustions organiques, d'où résulte l'accomplissement intégral de l'un des deux actes de la nutrition, et d'un autre côté par la création d'un milieu calorifique à la faveur duquel s'opèrent plus activement les métamorphoses progressives.

En résumé, le traitement des hypotrophies par le calorique s'applique tantôt à l'aide de l'étuve sèche ou humide, ou de tout milieu ther-

(1) Art. CHALEUR ANIMALE. (*Ibid.*)

mique artificiel, tantôt à l'aide de l'hydrothérapie. Quelques faits viendront montrer le parti qu'on en peut tirer dans la pratique.

En ce qui concerne l'hypotrophie généralisée, celle de la chlorose, de l'anémie et de l'hydrémie, de même que celle qui succède à l'épuisement nerveux sans altération du sang, l'hydrothérapie est un moyen suprême de guérison.

On voit souvent dans la pratique des améliorations si rapides que rien dans la croissance normale de l'enfance n'en donne une mesure équivalente. J'ai observé une jeune femme hypémique qui en trois semaines avait augmenté de poids de onze livres, et un jeune homme dyspeptique et hypémique qui en sept mois avait acquis 36 livres malgré la persistance de la gastralgie qui aujourd'hui encore, après trois années de traitement, n'a pas complétement disparu. Dans les cas les moins favorables du traitement hydrothérapique des hypotrophies généralisées curables, l'augmentation régulière est d'au moins 750 grammes par mois. Si, dans le second mois, on n'a pas obtenu une augmentation d'au moins quatre livres, il y a lieu de croire que la dénutrition est liée à des causes que l'hydrothérapie ne modifie point. La restitution fonctionnelle de l'assimilation paraît ne pouvoir être attribuée, après toute analyse, qu'à l'augmentation de la chaleur animale qui favorise la genèse des éléments anatomiques. La condition des actes vitaux relève en effet primitivement des phénomènes physico-chimiques.

La flagellation, qui accompagne en général les applications hydrothérapiques, est un mouvement dont la brusque interruption provoque la transformation en calorique. Aussi les résultats trophiques de l'hydrothérapie peuvent-ils être généralement attribués aux douches employées selon les procédés de Fleury, et non aux autres formes de la méthode, c'est-à-dire aux douches à forte pression (de 9 à 12 mètres), courtes de 5 à 40 secondes, d'une température moyenne de 10 à 15° ; le tout proportionné à l'aptitude réactionnelle des malades.

Les faits relatifs à ce traitement sont si nombreux, qu'il est superflu d'y insister. Mais il n'est peut-être pas inutile de rappeler que le plus sûr moyen de rendre l'hydrothérapie inefficace et de la discréditer est d'en confier l'application à des domestiques, qui tantôt n'ont pas d'instruction spéciale, et tantôt se laissent dominer bien naturellement par des malades souvent disposés à substituer leur expérience à celle du médecin.

Les hypotrophies partielles d'origine périphérique donnent des résultats presque aussi importants que les précédents, et dans cette classe spéciale de déformations qui sont produites par l'action inégale des antagonistes, les torticolis musculaires, les pieds bots, etc., l'action des douches localisées, d'ordinaire insuffisante, reste néanmoins considérable, en ce qu'elle favorise la nutrition des muscles hypotrophiées par défaut d'usage, et dont l'inertie croissante permet le jeu isolé du groupe resté sain, lequel prend le plus souvent un certain degré d'hypertrophie relative.

Mais dans les atrophies partielles liées à des altérations médullaires, et notamment dans les paralysies spinales de l'enfance, l'action locale des douches est généralement nulle, alors que les mouvements contractiles, les courants continus et le calorique artificiel, donnaient de bons résultats partout où il restait une fibre musculaire intacte dans le groupe en partie détruit et non régénéré. J'en ai pu faire l'expérience comparative dans un grand nombre de cas. Je n'attache donc à l'hydrothérapie, dans cette forme d'hypotrophie, que l'importance qu'elle peut avoir sur l'ensemble des fonctions ; j'en dirai autant pour les atrophies de la sclérose en plaques disséminées et pour celles de la paralysie agitans, affections qu'il ne m'a jamais été donné, au surplus, de traiter à une époque rapprochée de leur début.

C'est ici le lieu de dire un mot des boues minérales ou végétales thermiques de Dax, Saint-Amand, Balaruc, etc., dans lesquelles on place les malades ou les membres malades pendant un temps variant de 30 minutes à 6 heures, et qui, au rapport de médecins de ces stations, ont fourni dans les atrophies partielles de si nombreux cas de guérison.

Il est probable que ces boues, dont la température dépasse souvent 40°, agissent en fournissant aux tissus un milieu thermal favorable aux actes nutritifs.

III.— L'influence de la *lumière* sur les fonctions nutritives des végétaux est manifeste ; nombre de plantes tropicales succombent dans les serres des mieux chauffées des régions septentrionales, et prospèrent grâce à la lumière dans le midi de la France. Telles sont, au rapport du professeur Martins, le *nelumbium speciosum* et le *bougainvilla spectabilis*, qui deviennent superbes dans les serres de Montpellier, et que l'on n'a jamais pu conserver à Londres. Tout le monde sait que la matière verte des végétaux, la chlorophylle, ne se produit pas dans les plantes qui croissent dans l'obscurité. Morren a montré par des expériences nombreuses que, selon la quantité de lumière reçue par des vases contenant soit de l'eau ordinaire, soit des macérations végétales ou animales, les infusoires appartenaient à des formes plus ou moins avancées d'organisation. Il ne se développe rien dans un vase contenant de l'eau pure et placée dans une obscurité complète (1). Les travaux ultérieurs de Sappey (2), de Bert et de Pouchet ont donné à la première observation un caractère de précision qui permet de songer à utiliser dans la pratique, soit la radiation solaire, soit les rayons chimiques, mais à part les pratiques populaires de l'insolation des parties affaiblies, pratiques dont je n'ai pas été à même de vérifier les effets, mais dont l'origine instinctive mérite toute observation, je ne sache pas que rien n'ait été fait dans cet ordre d'idées. A coup sûr, toutefois, on reconnaîtra la nécessité d'une habitation bien ensoleillée dans le traitement hygiénique des hypotrophies de la convalescence ou des anémies.

IV.—L'*électricité* se présente enfin comme un agent thérapeutique très-commode à manier, surtout depuis les perfectionnements introduits dans les appareils à courants continus; il s'en faut toutefois que l'accord soit établi entre les électriciens sur le mode d'action des courants, mais au moins tous conviennent-ils que, soit que les courants agissent sur les tissus en masse, soit qu'ils agissent sur les vaisseaux ou sur les nerfs par *electrotonus*, c'est toujours finalement sur la nutrition qu'ils ont un effet persistant. Hiffelsheim disait très-justement, en 1860 : « Tandis que le courant intermittent contracte les capillaires, effet qui est suivi généralement d'une réaction d'une grande activité dans la circulation capillaire, le courant voltaïque continu, une fois le circuit fermé, dilate au contraire les capillaires et semble établir en même temps une régulière et uniforme circulation du sang. Cette action fondamentale, par l'importance des effets immédiats qu'elle entraîne dans la nutrition de tous les organes, explique comment le courant voltaïque permanent peut s'adresser à des affections de nature en apparence si différentes (3). »

Remack dans ses observations sur l'épaississement des muscles par l'application des courants galvaniques constants, dit, après avoir relaté des expériences sur les grenouilles : « Il est donc évident que le courant constant, en relâchant les parois vasculaires, peut produire dans les muscles comme dans la peau une hypérémie passagère sans entraver la circulation, et l'on comprendra de cette manière qu'il peut modifier profondément l'état de nutrition d'un muscle (4). »

La modification nutritive est ici rattachée au relâchement de la

(1) Morren, *Essais pour déterminer l'influence qu'exerce la lumière sur la manifestation et le développement des êtres, animaux et végétaux*. Ann. des Sc. nat., 1835, t. III et IV.

(2) Sappey, *Influence de la lumière sur les êtres vivants*, th. d'agrég., Paris.

(3) *Applications médicales de la pile de Volta*, p. 15.

(4) *Deutsche Klinik*. 1857, nº 45. et *Galvanothérapie*, trad. Morpain, p. 435.

paroi vasculaire. Plus tard, Remack dira que le courant constant « possède la propriété d'augmenter la faculté endosmotique du muscle, et qu'en cela il diffère du courant induit qui, au contraire, paraît diminuer cette même faculté » (*Op. cit.*, p. 239). Puis il résumera dans les termes suivant l'action générale du courant sur les tissus : « 1° Dilatation des vaisseaux sanguins et lymphatiques ; consécutivement à cette dilatation, dégorgement des cellules gonflées de sang et de lymphe, résorption d'exsudats en excitant un courant de liquides dans l'intérieur des tissus. — 2° Mutation électrolytico-chimique dans les tissus, accompagnée d'un transport électro-dynamique de liquides tel que cette mutation pouvait déjà être supposée d'après les effets physiques cités plus haut » (*Ibid.*, p. 239.)

On sait que cet auteur distingue les effets des courants continus en effets catalytiques, effets anti-paralytiques et effets antispasmodiques. Nous venons de voir le résumé des effets *catalytiques;* quant aux effets anti-paralytiques, ils se résument tout entiers dans les améliorations trophiques ; il les a observés, dit-il :

«1° Dans les parésies et atrophies secondaires avec ou sans contractures, consécutives à des rhumatismes articulaires ou musculaires ou à des pseudo-ankyloses; 2° dans les premiers stades de l'atrophie primitive des muscles, même dans l'atrophie progressive commençante; 3° dans les paralysies traumatiques occasionnées par des contusions ou des tensions exagérées des nerfs et des muscles ; 4° dans les hémiplégies atoniques hypertoxiques et spasmodiques dans les limites indiquées par la qualité de la lésion cérébrale ; 5° dans les paraplégies, certaines formes de *tabes dorsalis*, selon le degré d'atrophie de la moelle qui déjà existe alors; 6° dans les anesthésies, qu'elles soient idiopathiques ou symptomatiques de paralysies motrices. »

Quelque discrédit que l'on ait voulu jeter sur les travaux de Remack, et quelque réserve que l'on puisse faire sur la valeur de la triple division des effets galvaniques, il représente en somme une tentative très-scientifique d'électrothérapie. Mais il est évident que les effets anti-paralytiques que nous venons de citer sont éminemment des effets *trophiques*. Remack a employé le mot *paralytique* dans son sens étymologique de dissolution destructive des tissus et non dans le sens vulgaire de privation de mouvement, lequel n'est qu'un des effets de la paralysie.

A. Tripier se préoccupe beaucoup plus de la modification des fonctions propres des nerfs que des effets physiques des courants ; cependant ses idées sur le *stade* et la *congestion* viscérale, et leur liaison avec les paralysies viscérales, l'ont conduit à traiter par les courants d'induction les états circulatoires qui donnent lieu à des désordres nutritifs. « Provoquer des contractions dans les muscles, dit-il, est un moyen d'y activer la nutrition languissante et d'en prévenir ou d'y faire cesser l'engorgement. Me fondant sur ces considérations, je me suis trouvé conduit à combattre, par les excitations de l'état électrique variable, les lésions de nutritions viscérales caractérisées par le développement exagéré du tissu conjonctif entrainant l'atrophie ou l'impuissance fonctionnelle du tissu contractile (1). » Plus loin cet auteur, étudiant l'action chimique des courants continus (qu'il distingue du nom ingénieux d'application de l'état électrique *permanent*, par opposition à l'état électrique *variable* des courants induits), dit : « Mais dans l'action isolée d'un pôle, il se produit des phénomènes d'ordres différents : la détermination d'une réaction spéciale du milieu circumpolaire, une modification de l'intensité des phénomènes circulatoires, et une action propre du courant additionnel sur les courants physiologiques musculo-nerveux. » (*Op. cit.*, p. 66). Il n'y a rien là qui ait directement trait aux fonctions nutritives.

Duchenne (de Boulogne, est disposé à rattacher les effets thérapeutiques de l'électricité à la dilatation active des capillaires et à l'hypérémie passagère que produit la faradisation. « Pourquoi, se demande-t-il, les vaso-moteurs constricteurs que la faradisation localisée à dû atteindre en même temps que les vaso-moteurs dilatateurs, n'ont-ils pas produit aussi le resserrement des vaisseaux ? Pour le moment j'avoue que j'en ignore la raison (2). » D'ailleurs, l'ingénieux pathologiste à qui la science doit tant d'observations patientes et laborieuses n'est jamais en peine de théories, et chacun peut en trouver à sa guise dans son livre sur l'*électrisation localisée*. Mais Duchenne rattache si étroitement l'idée des actions électriques à celle des fonctions nutritives, qu'il s'est écrié que : « Si les nerfs trophiques n'existaient pas il faudrait les inventer. » (*Op. cit.*, p. 161.)

Aussi ses conclusions sont-elles que « les courants continus constants et les courants d'induction à doses équivalentes exercent une action identique sur les vaso-contricteurs » ; et il ajoute : « L'action thérapeutique de la faradisation localisée s'exerce périphériquement, surtout en activant les circulations locales et en excitant probablement les nerfs trophiques qui président à la nutrition. » (*Op. cit.*, p. 211.) Pour ce qui est des procédés, Duchenne donne, dans les atrophies, la préférence à la faradisation musculaire localisée sur les courants continus ; toutefois il croit que la combinaison des deux formes électriques appliquées alternativement produit des résultats plus prompts et plus satisfaisants ; enfin il maintient que dans l'atro-

(1) Appication, de l'électricité à la médecine, etc., 2e éd., 1874 p. 40.
(2) *De l'électrisation localisée*, etc., 4e éd., p. 157.

phie musculaire progressive la faradisation musculaire peut quelquefois arrêter la marche de l'atrophie musculaire et même développer des muscles en voie de destruction (*Ibid.*, p. 206); mais il ajoute que les résultats ne sont que temporaires ; que l'ataxie en particulier est une maladie essentiellement rémittente, et il déclare que dans les cas de guérison qu'il a annoncés autrefois, la faradisation avait sans doute été appliquée par hasard, dans un de ses heureux moments de rémittence ; quant aux courants continus, pour éviter de nouvelles déceptions sans doute, il n'ose encore se prononcer.

Il y a dans cet ensemble de conclusions, comme au reste dans la plupart des théories de cet éminent médecin, un certain nombre de contradictions qui ne sauraient s'expliquer facilement; profitons des faits précis qu'il annonce, sans envisager trop rigoureusement l'ensemble de ses doctrines.

Legros et *Onimus*, dans leurs observations sur les effets des courants électriques sur les tissus vivants et sur la nutrition (1), ont distingué avec une grande supériorité de méthode, les effets *physiques, chimiques* et *physiologiques* des courants indirects et des courants de la pile. Ils ont soutenu qu'à moins d'agir sur un nerf sensitif isolé, on obtient toujours le resserrement des artérioles et une diminution de circulation à l'aide des courants indirects, tandis qu'à l'aide des courants continus on peut établir une loi qu'ils ont rendue célèbre : « Le courant centrifuge ou descendant dilate les vaisseaux, le courant centripète ou ascendant resserre les vaisseaux. » Puis, arrivés à l'action de l'électricité sur le système nerveux, ces auteurs disent excellemment : « Dans les affections des nerfs, comme dans celles de toute espèce d'élément anatomique, l'altération consiste dans une *modification de la nutrition*, et les courants électriques n'agissent la plupart du temps, selon nous, que par leur influence sur la nutrition interne, sur les phénomènes d'endosmose et de capillarité, et sur la circulation. Quant aux courants électriques des nerfs et des muscles, c'est un phénomène concomitant mais non occasionnel. » *Op. cit.*, p. 529.)

Plus loin, rappelant l'opinion de *Niemeyer*, qui considère les courants « comme un moyen plus puissant que n'importe quel autre pour modifier les conditions nutritives des parties situées dans la profondeur, » *Legros* et *Onimus* terminent leur mémoire par une intéressante comparaison entre les effets du calorique et ceux de l'électricité :

« Cette assimilation, sous certains rapports, de la chaleur et des courants électriques, disent-ils, nous montre comment on peut con-

(1) *Journal de l'anatomie et de la physiologie* de Robin ; septembre 1869.

sidérer, d'une manière générale, les effets de l'électricité sur les corps vivants. L'un et l'autre de ces agents sont le résultat de la nutrition des tissus, et tous deux, agissant du dehors, soit par le milieu ambiant pour la chaleur, soit par introduction directe pour l'électricité, augmentent l'énergie vitale et excitent tous les organes. D'un autre côté, leur action inopportune, trop longtemps prolongée ou trop grande, épuise et tue. »

Ces vues, auxquelles nous nous rattachons entièrement, sont soutenues par un grand nombre d'expériences physiologiques et d'observations thérapiques. Cependant, un des auteurs électriciens les plus récents, *Cyon*, dans un livre où il déclare qu'il veut « poser les bases de l'électrothérapie » (1), les a complétement méconnues; il croit expliquer par les modifications subies par les nerfs sous l'influence des courants (électrotonus,) les effets physiologiques qui se produisent consécutivement, et c'est à l'aide d'un mot absolument dépourvu de sens pratique, ainsi que *Ch. Robin* l'a montré, l'*irritation*, que ces effets physiologiques secondaires sont expliqués. Cette opinion, qui repose sur l'hypothèse de « l'identité de la force vitale et des facultés électriques du nerf, » hypothèse admise par *Du Bois-Reymond* commet par *Cyon* (*Op. cit.*, p. 124), ne mérite plus d'etre réfutée. L'action des courants sur les nerfs peut sans doute provoquer dans ces nerfs des phénomènes qui sont en rapport avec leurs fonctions propres, mais il en est de même pour tous les tissus spéciaux de l'organisme. Il n'y a dans l'action des courants sur les nerfs rien qui fasse nécessairement partie de l'action définitive des courants, et tout au contraire, on aurait souvent avantage à éliminer cette action dans l'emploi de l'électricité.

Les lois de l'électrotonus nerveux nous importent donc fort peu en thérapie (à les supposer même autre chose que de pures hypothèses); car, ce que nous recherchons, ce sont les modifications permanentes des tissus et non les effets fonctionnels dus à la provocation des propriétés physiologiques des nerfs, — ce que *Cyon* désigne, selon la vieille terminologie, par le nom d'*irritabilité*. Pour prendre un exemple, nous dirons que quand on compare les contractions musculaires produites par la rupture et l'ouverture des courants aux effets d'une gymnastique spéciale, on commet, dans la pratique comme dans la théorie, une grossière erreur, car les effets de la contraction musculaire, sous l'influence de l'innervation naturelle et voulue, sont absolument distincts des effets de l'excitation électrique, soit du tissu musculaire, soit des troncs nerveux. De même, quand on provoque à l'aide de l'électricité l'activité fonction-

(1) *Principes d'électrothérapie, par le Dr Cyon*, 1873. *Préface.*

nelle du cerveau, de la moelle, du sympathique ou des nerfs des sens, on n'en obtient aucun résultat définitif, à moins que le tissu nerveux lui-même n'en ait subi des modifications histologiques permanentes, de nature à entraîner la restitution de la fonction spontanée. La prétention de traiter les atrophies par la galvanisation du sympathique, ou par celle du nerf dépresseur, ce qui est l'opinion de *Cyon*, ne paraît pas fondée sur une saine interprétation des phénomènes nutritifs. Cet auteur, après avoir repoussé la galvanisation du sympathique cervical qui, ainsi qu'il le dit justement, « ne peut avoir d'autre effet que celui de rétrécir les vaisseaux de l'oreille, de l'orbite, de l'œil, du visage et de quelques parties du cerveau, » attribue les résultats annoncés dans le traitement des atrophies « aux autres nerfs situés dans le voisinage du sympathique, et sur lesquels on agit certainement aussi lorsqu'on électrise le sympathique. » Puis il ajoute : « Si l'on considère de plus près les fonctions de ces nerfs, il paraît beaucoup plus naturel d'attribuer la guérison de plusieurs atrophies à la galvanisation du nerf dépresseur seul. La plupart de ces atrophies proviennent de troubles dans la nutrition, provoqués par un spasme des muscles vasculaires. On ne peut donc mieux arrêter les troubles qu'en se débarrassant du spasme vasculaire ; l'irritation du nerf dépresseur, paralysant tous les nerfs vasculaires du corps, doit faire disparaître tout spasme vasculaire dépendant du nerf sympathique. Le sympathique cervical contiendrait-il même des nerfs vasculaires pour les autres parties du corps, que son irritation ne pourrait que faire accroître les troubles de nutrition dans les muscles atrophiés, car il augmenterait forcément la contraction des vaisseaux. » (*Op. cit.*, p. 205.)

Il faut avouer que l'idée de faire dépendre les actes nutritifs de la dilatation et du resserrement des vaisseaux, est d'une trop grande simplicité pour être prise au sérieux (1). Elle rappelle la théorie un

(1) On se gardera bien de croire que les physiologistes soient le moins du monde d'accord sur les questions de dilatation et de constriction.

Il paraît, après tout, extrêmement probable que les capillaires se dilatent et se contractent. Mais au delà de ce fait il n'y a qu'obscurité et contradiction.

A peine le fait de l'action constrictive du sympathique était-il enseigné, que l'action opposée était également attribuée au même nerf. C'est du moins ce que l'on peut inférer des recherches de *Vulpian* sur les vaso-moteurs.

En résumant ces recherches cet auteur dit : « Ces faits sont importants à connaître, car ils montrent que c'est très-vraisemblablement sur le grand sympathique que s'exercent les actions vaso-dilatatrices. Cette opinion a déjà été émise par M. Schiff ; selon lui, le grand sympathique contiendrait à la fois des fibres vaso-dilatatrices et des fibres vaso-constrictives. Ces dernières se trouvant sans doute plus nombreuses, on ne doit pas s'étonner si l'électrisation de ce nerf détermine une constriction des vaisseaux de l'oreille; mais vienne une circonstance qui affaiblisse l'action constrictive du nerf, son

peu naïve des médecins qui prescrivent le phosphate de chaux pour en fournir aux os, ou du fer pour en donner au sang.

Il est évident que si l'aptitude à se nourrir est perdue dans un tissu, ce n'est pas la masse plus ou moins grande de sang dont vous l'abreuverez qui le lui rendra ; de même, quelque quantité de fer que nous introduisions dans l'estomac, les globules n'en prendront que ce qu'ils sont aptes à prendre. *Claude Bernard* a pu dire « qu'avec le resserrement et la dilatation des vaisseaux le système nerveux gouverne tous les phénomènes chimiques de l'organisme » (*Revue des Cours scientif.*, 1864, n° 25). Mais il s'en faut que les actes nutritifs soient exclusivement chimiques.

S'il est vrai de dire qu'en produisant l'ischémie nous produisons l'atrophie, il serait d'une fausse logique de renverser la proposition et de prétendre qu'en produisant l'hypéremie nous produisons l'hypertrophie. *Virchow* a montré que cette condition était insuffisante, et que l'augmentation dans la nutrition des parties était liée à l'action spécifique des éléments anatomiques, qui est liée à leur intégrité physique (1). C'est sur ces éléments, croyons-nous, que s'exerce l'influence trophique des courants.

C'est pourquoi nous rejetons, comme non établie en théorie et illusoire dans la pratique, l'application des courants aux nerfs spéciaux, en tant que l'on vise la mise en jeu de la fonction de ces nerfs. Mais nous pensons que c'est sur les éléments du nerf lui-même qu'il faut souvent réaliser l'action thérapique. D'ailleurs *Cyon,* tout en faisant une part exagérée, croyons-nous, à l'effet consécutif de la gal-

action dilatatrice pourra être mise en évidence. Il est probable qu'au point où se trouve leur origine médullaire, ces deux ordres de fibres se séparent, et de la sorte on comprend qu'un même cordon nerveux puisse être excité, par l'intermédiaire de la moelle épinière, à produire tantôt des actions dilatatrices, tantôt des actions constrictives. » (*Rev. des cours scient.*, 1873, n° 8)

L'embarras de M. *Cyon* doit se trouver dissipé. Non moins celui de M. Duchenne, qui ne s'explique pas, et cela se comprend, comment, puisqu'il y a partout des filets nerveux des deux genres, on obtient, selon les nécessités de la pratique, tantôt des dilatations, tantôt des constrictions. « Pour le moment, dit-il, j'en ignore, je l'avoue, la raison. » (*Op. cit.*, p. 157.)

Nous nous hasardons à penser que ces faits contradictoires et obscurs dépendent beaucoup des conditions réciproques de l'agent et du sujet. Ces conditions sont relatives à l'état physiologique ou pathologique du sujet, à la dose d'électricité et aux modes d'application des courants. En d'autres termes, selon des circonstances encore mal connues, et à l'ignorance desquelles l'art de l'opérateur et son expérience peuvent suppléer dans une certaine mesure, on peut obtenir d'une même application électrique des effets dilatateurs ou constricteurs. Il est au moins douteux que ces effets isolés soient, en définitive d'une grande valeur thérapeutique. Mais si ces effets sont salutaires, ils ne peuvent avoir d'explication que par la succession de constrictions et de dilatations plus complètes qu'à l'état ordinaire.

(1) *Pathologie cellulaire*, 6e leçon.

vanisation des nerfs, retient aussi l'action primitive. C'est ainsi que dans un bon chapitre sur la galvanisation de la moelle, il dit : « Le courant agit principalement sur la moelle épinière en modifiant ses conditions de nutrition. Cette modification peut se faire, soit directement par un effet d'électrolyse, soit indirectement par l'élargissement ou le rétrécissement des vaisseaux. » (*Op. cit.*, p. 200.)

On a vu par cet examen des opinions des théoriciens qu'ils étaient loin de s'entendre sur le mode d'action des courants sur la nutrition. Mais dans la pratique il y a cela de consolant, que chaque procédé, chaque système, chaque doctrine, compte en sa faveur des succès qui laissent croire que l'électricité est au-dessus des théories. *Remack* a peut-être dépassé toutes les limites de l'hyperbole thérapeutique quand il écrit que « par une longue série d'observations » il a mis hors de doute « que le courant constant est capable de rendre à un muscle amaigri son volume normal, *parfois dans l'espace d'une minute* » (*Galvanothérapie*, p. 462). Mais l'auteur qui a écrit que la faradisation localisée « refait de la fibre » dans l'atrophie musculaire progressive est, qu'il le veuille ou non, de la même famille que Remack. Il est vrai qu'aucune observation n'a été produite à l'appui de cette assertion, mais cette discrétion ne la rend pas plus sérieuse, quoique son auteur soutienne que « rien n'est plus évident. » Sur ce dernier point, fort heureusement, il se trompe.

Quoique depuis près de vingt ans j'aie utilisé l'électricité sous toutes ses formes, dans le traitement des hypotrophies, il m'est rarement arrivé de l'employer isolée des manipulations, de l'hydrothérapie ou des mouvements. Il m'est donc difficile de donner sur sa valeur absolue un jugement sans réserve. Les procédés de la méthode électrique sont plus puissants que ceux de l'hydrothérapie, du moins pour les hypotrophies partielles, car pour l'hypotrophie générale et pour l'hypoglobulie, l'hydrothérapie est sans rivale ; — ils sont d'une valeur égale aux manipulations résolutives dont elles affermissent singulièrement l'action ; — mais quand les centres nerveux sont intacts, ils sont inférieurs aux mouvements musculaires dirigés selon la méthode dont nous parlons plus loin.

Quant aux modes d'électrisation, nous affirmons absolument que pour ce qui est des effets trophiques, les courants de la pile, la galvanisation, sont non-seulement supérieurs aux courants d'induction, à la faradisation, mais, qu'en général, ceux-ci sont nuisibles à la nutrition musculaire. Je dis en général, parce que la faradisation est loin d'avoir dans ses résultats la constance que l'on peut attendre de la galvanisation.

La faradisation peut donner, selon l'art du praticien, des effets divers et même opposés, selon que l'on se sert d'un fil ou d'un autre, selon la nature des excitateurs, selon le lieu et la durée des applications, selon la quantité et la tension, selon la pression que l'on exerce sur les tissus, et enfin selon la condition actuelle des sujets.

Rien de pareil avec les courants de la pile, dont les effets ne sont soumis, dans leurs diversités, pour le même appareil, qu'à deux conditions variables, la direction des pôles et le degré de fréquence des interruptions. Nous ne parlons ici que des effets trophiques.

Entrer dans l'examen, même sommaire, des circonstances que nous venons d'indiquer, serait écrire un livre qui n'a point encore été fait, mais dont les éléments abondent dans la littérature contemporaine. Laissant à d'autres cette tâche délicate, nous nous bornerons à dire que la pratique de la faradisation, telle que l'ont vulgarisée les travaux de *Duchenne* et les appareils portatifs si répandus, telle qu'on peut la voir surtout aujourd'hui dans un grand nombre de services hospitaliers, où les élèves font sauter les muscles sans aucun frein, cette pratique, dis-je, est éminemment vicieuse et devrait être abandonnée. Tout au contraire, l'application des courants continus, qui n'exige que quelques principes et un peu de surveillance, devrait être généralisée. Il n'est besoin d'autres preuves que de citer les observations communiquées par le professeur *Lefort* (1) à la Société de chirurgie, sur le traitement des paralysies et des atrophies par les courants continus et permanents, ou celles qu'a publiées *Chapot-Duvert* (2), et qui ont été recueillies dans les services de *Peter* et de *Paul*, ou enfin celles qui ont été données par *Bouchut* dans le *Bulletin de thérapeutique* (3).

Quand on a obtenu des effets trophiques des courants d'induction, c'est que l'hypotrophie était récente, périphérique et liée à des états congestifs, à des stases, à des engorgements de la nature de ceux dont l'utérus est si fréquemment le siége. *A. Tripier* a défini cette action, quand il a dit : « Dans les organes musculeux, le travail de la désassimilation ne doit se faire et ne se fait guère que pendant et par la contraction. A défaut de celle-ci, le blastème, qui était destiné à nourrir le muscle, s'organise en tissu conjonctif qui se substitue au tissu contractile ou s'ajoute simplement à lui, mais en le disséminant dans une gangue plus considérable, et gênant de plus en plus l'accomplissement de ses fonctions. Provoquer des contractions dans un muscle est donc un moyen d'en activer la nutrition languissante

(1) Séance du 20 mars 1872.
(2) *Application de l'électricité à la thérapeutique. Thèse de Paris*, 1870, n° 134.
(3) 15 août 1872.

et d'en prévenir ou même d'en faire cesser l'engorgement (1). » Et c'est sur ce principe qu'il a fait reposer son traitement si généralement efficace des engorgements utérins et prostatiques. Mais en dehors de cette condition pathologique, la faradisation est une cause d'épuisement nerveux et de dépérissement.

Cependant il est parfois utile de produire à l'aide d'excitateurs secs, métalliques, tels que le pinceau électrique, une révulsion périphérique qui provoque une hypérémie passagère. Mais la faradisation musculaire sur les points d'émergence des nerfs, à l'aide d'excitateurs humides, ne m'a jamais donné que des renseignements pathoogiques et physiologiques, tandis qu'elle avait amené chez nombre de malades atteints d'atrophies liées à des affections centrales, des aggravations sérieuses.

Quant aux courants de la pile, ils m'ont donné dans les mêmes affections des améliorations passagères d'une durée qui variait de quelques semaines à deux ou trois années, tandis qu'elles étaient souvent définitives et pouvaient être parfois considérées comme des guérisons quand il s'agissait d'hypotrophies périphériques, ayant pour origine le défaut d'usage, l'état dit rhumatismal des muscles, les traumatismes, les attitudes vicieuses consécutives aux traumatismes, etc., etc. Il est vrai que dans nombre de cas cette origine est fort douteuse, et dans nombre d'autres cas une lésion périphérique de quelque durée peut produire des altérations centrales ; tel est le cas des paraplégies réflexes consécutives aux affections viscérales.

D'une manière générale, on peut dire que la guérison des hypotrophies est d'autant plus possible que les courants ont été appliqués à une époque plus rapprochée du début du mal, qu'elle qu'en soit d'ailleurs l'origine. *Paul* et *Bouchut* (*Op. cit.*) ont excellemment mis cette maxime en pratique, contrairement aux enseignements de Duchenne, fondés sur les effets perturbateurs des courants d'induction. Mais heureusement les atrophies périphériques ne sont pas nécessairement ascendantes et réflexes ; j'ai en ce moment sous les yeux deux cas d'atrophie du deltoïde et du triceps, datant toutes deux de six années : l'une, consécutive à une entorse de l'épaule, guérit à vue d'œil, comme dirait Remack, non en une minute cependant, mais en six semaines ; l'autre, qui a pour origine la paralysie infantile, ne s'est que faiblement amendée en quatre mois.

Le problème se réduit donc à une question de diagnostic. Si les centres trophiques cérébro-médullaires ne sont pas atteints de vieille date ou ne le sont pas encore, la guérison est ou possible ou certaine.

(1) *Lésions de forme et de situation de l'utérus*, 1871, p. 35.

Elle cesse d'être vraisemblable, quelque amélioration apparente que l'on obtienne, dans le cas contraire.

Quant aux procédés, je crois que c'est aux courants d'une durée de une heure à cinq heures par jour, à dose tolérable sans escharre, qu'il faut, en général, avoir recours. Sans adopter d'opinion absolue sur ce point, les courants *ascendants* m'ont paru plus *nutritifs* que les descendants. Enfin, quelques interruptions de 5 à 10 par minute, au début et à la fin des séances, m'ont semblé utiles. La pile de Callot-Trouvé est, de toutes celles que j'ai employées, celles qui m'a donné le moins de dérangements et le plus d'avantages.

Sous la réserve des conditions pathologiques indiquées plus haut, j'ai constaté dans plus de cent cas bien observés d'hypotrophies diverses que les courants de la pile exerçaient sur tous les tissus une influence trophique manifeste, que les muscles s'épaississaient, devenaient plus forts, et que des actes physiologiques, que l'on pouvait rattacher à l'amélioration des organes qui les accomplissent ou les dirigent, — la digestion, les sécrétions, les excrétions, les circulations, les sensations, — s'exécutaient plus régulièrement. Mais très-fréquemmeut ces résultats n'étaient que temporaires ; ils ne persistaient que si la lésion d'où provenait les hypotrophies s'était du même coup, modifiée définitivement.

Ces faits peuvent s'expliquer par cette hypothèse, que les courants étrangers qui parcourent nos tissus créent des conditions de milieu, — encore mal connues — favorables à l'accomplissement des actes nutritifs.

Telle est aussi à peu près la conclusion d'Onimus et Legros, quand ils comparent, sous certains rapports, l'électricité et la chaleur, et qui disent : « L'un et l'autre de ces agents sont le résultat de la nutrition des tissus, et tous deux, agissant du dehors, soit par le milieu ambiant pour la chaleur, soit par une introduction directe pour l'électricité, augmentent l'énergie vitale et excitent tous les organes. D'un autre côté, leur action inopportune, trop longtemps prolongée ou trop grande, puise et tue. »

Agents pharmaceutiques.

De même qu'une maladie n'est finalement qu'une modification trophique des tissus, un médicament n'est, après toute analyse, qu'un procédé direct ou indirect de restitution nutritive à l'aide duquel *l'intégrité* organique peut être reconstituée. Mais les voies d'action des substances pharmaceutiques sont très-obscures, et beaucoup plus que celles des agents physiques, subordonnées aux conditions vitales du sujet. Pour nous en tenir au point de vue des hypotrophies générales, il est manifeste que nombre de malades débilités, hypémiques ou hypoglobuliques, ne bénéficient que faiblement ou temporairement, ou même ne bénéficient point du tout des excitateurs de l'hématose, le fer, l'oxygène artificiel, etc., non plus que des eupeptiques ou des médicaments dits *anti-déperditeurs*, alors qu'un voyage sur les montagnes ou un changement dans les conditions habituelles de la vie amènera une guérison définitive. Il est donc difficile de voir dans l'action des agents pharmaceutiques sur la nutrition autre chose qu'une sorte de provocation fonctionnelle dont la réussite est subordonnée à l'influence concomittante des *circumfusa* et *in gesta*. Sans doute il arrive que par suite de digestions imparfaites, l'organisme s'assimile les substances en nature plus aisément que sous forme d'aliments, dont il faut les extraire à la suite d'oxydations réitérées, mais ce n'est là qu'un effet de peu de durée dont on n'obtient la continuité qu'à l'aide de l'exercice, de l'hydrothérapie, du changement des milieux, etc. C'est ainsi que tous les médecins hydrologues ont observé que les ferrugineux qui avaient perdu toute action sur certains chlorotiques reprenaient leur valeur dès que des douches toniques avaient été administrées.

En général, on peut dire que les substances dites *hématogènes* ne modifient la nutrition qu'en améliorant les digestions. En d'autres termes, leur action se porte bien plutôt sur le bol alimentaire dont elle améliore les conditions, que sur les organes eux-mêmes.

Dans le traitement des hypotrophies générales aiguës ou chroniques, l'action des médicaments pharmaceutiques n'est utile qu'autant qu'elle restitue pour la digestion les qualités qui font défaut au bol alimentaire. Dans les hypotrophies partielles des tissus ou des membres, il ne m'a jamais paru que les substances fussent d'aucune utilité, si l'appétit et la digestion étaient conservés. En effet, les aliments liquides et solides en contiennent une proportion considérable qui, si elle était assimilée, produirait une hyperminéralisation organique presque aussi nuisible que l'état contraire. J'ai vu nombre de sujets atteints de déformations du squelette qui avaient été abreuvés de diverses préparations de phosphate de chaux sans que leurs déformations se fussent arrêtées, jusqu'au jour où, par suite de modifications spontanées ou d'arrêt de croissance, le squelette se fût définitivement maintenu dans une certaine forme.

D'un autre côté, quand ces phénomènes pathologiques semblaient dépendre de dyspepsies ou d'apepsies, ces mêmes préparations en arrêtaient parfois la marche progressive. C'est donc à titre d'*eupep-*

tiques que les hématiniques et les analeptiques semblent agir. Leur action nutrimentaire n'est admissible que sous forme de corps organisés, ou en cas d'insuffisance alimentaire.

Dans les hypotrophies musculaires et nerveuses, avec intégrité de la digestion, il ne m'a jamais été donné d'observer des effets spéciaux résultant de l'usage de substances pharmaceutiques ; mais le changement et l'amélioration du régime et l'augmentation d'appétit ont souvent eux seuls donné des résultats avantageux, même dans les troublés nutritifs partiels. Un jeune garçon de famille très-pauvre, atteint d'hypotrophie irrégulièrement disséminée et consécutive à une atrophie aiguë des cellules motrices remontant à 6 ans, fut, par mes soins, placé à la campagne et soumis à un régime alimentaire fortifiant pendant un mois. Son poids s'était accru au bout de ce temps de six livres, et manifestement au profit des muscles et des os hypertrophiés. Remis au bout de ce temps à sa famille, dans de mauvaises conditions alimentaires, il avait perdu 680 grammes un mois plus tard. Ce fait, joint à l'ensemble de mes observations, me permet de croire que les modificateurs pharmaceutiques de la nutrition ne sont que des modificateurs temporaires de la digestion, des eupeptiques, et non des réparateurs directs des organes hypotrophiés.

Mais à côté de ces substances qui, par leur nature, ont semblé à plusieurs chimistes pouvoir lutter directement contre les dénutritions spéciales, existe-t-il des agents qui, soit en augmentant l'action du système sympathique, soit celle des nerfs antagonistes, modifient les sécrétions elles-mêmes ou les circulations capillaires de façon à activer les échanges organiques ? Cela paraît probable, nous le répétons, mais on ne possède à cet égard rien de positif, et je laisse le soin d'éclairer ce problème à des observateurs plus compétents.

Agent physiologique ou gymnastique — (Kinésithérapie, Cinésie).

I. — Quand on a dit : *la fonction fait l'organe*, on eût pu dire exactement le contraire avec le même degré, non de hardiesse, mais de vraisemblance. C'est là une proposition excessive qui eût singulièrement gagné en netteté ce qu'elle eût perdu en pittoresque si elle se fût produite sous la forme : la fonction modifie l'organe. Mais, même avec cette atténuation, il s'en faut qu'elle soit irréprochable, car dans certaines conditions la fonction d'un organe ne le modifie pas, ne l'améliore pas s'il est défectueux, ne le répare pas s'il est hypotrophié. Je veux parler des cas où les troubles trophiques ou paralytiques de nos organes sont sous la dépendance d'une altération primitive ou consécutive du système nerveux central. La fonction artificielle, provoquée par l'art, n'a dans ces cas aucune influence sur l'organe qui l'accomplit.

Mais en dehors de cette condition, trop fréquente pour passer à l'état d'exception, c'est le fonctionnement artificiel de nos organes qui exerce sur les tissus qui les composent l'influence trophique la plus heureuse, bien supérieure aux agents physiques et pharmaceutiques que nous avons étudiés.

Or, c'est évidemment par l'exercice de la contractilité musculaire que l'art peut le plus avantageusement modifier la nutrition locale dans les régions comprises dans le mouvement. En effet, la contraction musculaire voulue détermine dans le muscle lui-même, tissus et humeurs, des phénomènes chimiques et morphologiques d'où résulte l'élimination plus active du détritus, tandis que l'innervation volontaire favorise, par son influence trophique incontestable, la formation du blastème en tissus spéciaux.

Le mouvement musculaire artificiel est donc par excellence l'agent physiologique du traitement des hypotrophies qui frappent les régions musculaires et comprennent, quand elles sont antérieures à l'époque du développement complet, les os, les ligaments, les vaisseaux et les nerfs. C'est l'agent biologique ; c'est, si l'on veut, la modification trophique de l'organe, ou plutôt de la région, par la fonction, sans que l'on puisse en inférer que la fonction fait l'organe; car dans l'état d'intégrité du système nerveux, les muscles peuvent, dans une assez large mesure, croître et se conserver sans fonctionner, tandis qu'à la moindre atteinte de la substance grise cérébrale ou médullaire, et consécutivement aux altérations des troncs nerveux périphériques, la fibre musculaire dépérit, se résorbe et voit sa place envahie par des tissus inférieurs.

Dans le traitement des hypotrophies par les mouvements contractiles, il y a donc à considérer l'indication de ces mouvements d'une part, et d'autre part les procédés d'application.

II.—La gymnastique musculaire réalise son maximum d'effets dans les troubles trophiques indépendants des lésions du système nerveux, c'est-à-dire, dans les hypotrophies liées à la perte des propriétés physiques des tissus, à l'ischémie, au défaut d'usage, aux traumatismes, aux rhumatismes musculaires, à l'hypertrophie professionnelle avec hypotrophie des antagonistes, aux déformations du squelette qui entraînent des inégalités d'aptitudes dans les mouvements et, par suite, des inégalités d'exercice, etc.

On peut dire que dans tous les cas de cet ordre où l'on n'a pas obtenu les résultats désirés, il faut en accuser les procédés employés, non la méthode elle-même.

Ainsi, je prendrai volontiers pour exemple les hypotrophies consécutives aux arthrites rhumatismales ou traumatiques, à la suite desquelles, par suite d'adhérences fibreuses ou de myosite, les mouvements, d'abord douloureux, se limitent proportionnellement et, à la longue, produisent des déformations d'autant plus apparentes que la région frappée est le siége de mouvements plus étendus. Au cou, c'est le torticolis articulaire ; à la hanche, l'une des formes de la coxalgie, — maladie équivoque qui, sous une même rubrique, enveloppe les affections les plus diverses ; — à l'épaule, c'est l'arthralgie scapulo-humérale, dont l'atrophie du deltoïde est une conséquence éloignée. Eh bien, dans des cas de ce genre, si l'on veut procéder d'abord par des mouvements contractiles volontaires, on n'obtiendra le plus souvent que des insuccès, sinon des récidives inflammatoires. On aura donc soin de commencer par des manipulations méthodiques accompagnées de mouvements imprimés doucement d'abord, et plus énergiquement ensuite, de façon à distendre et rompre peu à peu les adhérences et à faire résorber les dépôts fibro-plastiques. Alors seulement, — c'est-à-dire quand ces mouvements passifs sont possibles, — on fait intervenir les mouvements contractiles *volontaires* qui rétablissent l'innervation totale et favorisent par suite la nutrition. Ici, de la valeur du procédé gymnastique, décrit plus loin, dépend le résultat qui souvent s'obtient avec une rapidité surprenante.

Mais dans les hypotrophies liées à des lésions déjà anciennes de la substance grise médullaire, il ne faut s'attendre qu'à des résultats très-limités ou même nuls. La gymnastique musculaire conserve ce qui est et prévient des déformations graves, mais elle ne refait pas le muscle détruit et ne peut que conserver aux os le volume relatif qu'ils ont gardé.

Toutefois, quand le traitement est institué à une époque rapprochée du début des accidents, soit dans la paralysie dite essentielle de l'enfance, soit dans les désordres qui aboutissent à l'atrophie partielle du cerveau, on peut, par un exercice artificiel soutenu, prévenir les hypotrophies partielles qui maintiennent un membre ou une moitié du corps à un degré de développement inférieur de plusieurs années à son congénère ou à l'autre moitié du corps. J'ai eu l'occasion de traiter des enfants atteints d'hypotrophies partielles récentes en même temps que d'autres enfants dont les troubles trophiques, plus anciens, avaient produit de saisissantes inégalités de croissance. Je voyais, à des âges divers, le début et l'état des diverses étapes du mal; ma conviction qu'il est possible de prévenir de tels écarts s'est jusqu'à présent confirmée par une expérience de quatre années. qui n'est pas encore, à vrai dire, suffisante. En d'autres termes, cinq enfants de 2 à 4 ans, dont la croissance était sensiblement inégale dans les deux moitiés du corps et s'accompagnait de parésie et de contracture légère dans la moitié hypotrophiée, de sorte que l'on pouvait prévoir vers la dixième année des différences de longueur de 4 à 5 centimètres, sont, après quelques mois de traitement au sein de leur famille, dans un état qui permet d'espérer que toute inégalité de cette étendue est évitée pour l'avenir; d'autres enfants de 10 à 15 ans, offrant depuis l'enfance des inégalités qui s'accroissent d'année en année, restent dans un état stationnaire sans regagner la différence de longueur, mais seulement un peu de volume. Le traitement consiste dans l'application combinée de courants continus, de douches localisées et de mouvements gymnastiques.

Ces hypotrophies régulières, unilatérales, dépendent en général d'atrophies partielles du cerveau consécutives à des lésions de peu d'étendue qui souvent n'ont laissé dans la substance cérébrale que des traces insignifiantes. Elles ne deviennent irrémédiables que par le défaut d'usage, car le défaut d'usage peut très-bien être la cause des troubles trophiques médullaires par inactivité, et cet état réagir à son tour sur la nutrition; de même qu'un certain nombre d'hémiplégies apoplectiques chez les adultes, elles peuvent guérir par la gymnastique localisée.

L'atrophie aiguë des cellules motrices de la moelle et des muscles correspondants sont au contraire définitives; et la gymnastique est ici impuissante, au moins dans les muscles détruits. Mais elle peut dans une certaine mesure prévenir ou même guérir les déformations consécutives aux inégalités d'action (1). De meme elle est impuissante et même nuisible dans les scléroses chroniques de la moelle, et surtout dans la paralysie agitans et dans l'ataxie. J'ai vu bien des malades de ce genre qui, après avoir été soumis à la gymnastique, avaient vu leur état s'aggraver. Il faut ici économiser les mouvements et l'excitation médullaire qui les provoque. Au contraire, les manipulations, les courants descendants, le repos améliorent souvent les symptômes et enrayent la marche fatale de la sclérose.

(1) Dans son travail *Sur la paralysie essentielle de l'enfance* (Paris, 1864), où se montre à chaque page une excellente méthode clinique et thérapique, le docteur *Laborde* dit très-justement, à propos des déformations consécutives aux atrophies musculaires: « Ces déformations étant le résultat d'une tendance invincible à des mouvements anormaux par le fait de l'équilibre des forces motrices, il s'ensuit que l'exercice volontaire non réglé agira dans le sens même de cette tendance au lieu de la combattre; abandonné à lui-même, l'enfant travaille au progrès de sa déformation. La gymnastique y peut travailler également, si elle est dirigée par des mains ignorantes, » p. 219.

Il existe pour l'application des mouvements gymnastiques ou cinésie (de *kinesis*, mouvement) deux méthodes principales : la première se compose de mouvements *libres;* la seconde consiste en mouvements *dirigés* ou associés.

Les mouvements libres ou spontanés peuvent être exécutés avec ou sans appareils, selon une grande diversité de formes et de rhythmes qui en changent la portée et le résultat. En général, si l'on veut appliquer cette méthode au traitement des hypotrophies, il faut faire choix d'un petit nombre de mouvements aussi simples que possible qui comprennent le jeu des régions sur lesquelles on veut concentrer le résultat physiologique de l'exercice. Ces mouvements doivent être exécutés très-lentement, avec une tension extrême des membres qui les accomplissent. En d'autres termes, il faut associer énergiquement la volonté innervatrice au mouvement. On fait ainsi coopérer l'action des centres nerveux aux phénomènes trophiques que l'on cherche à provoquer. Cette coopération est indispensable. Des mouvements exécutés rapidement, mécaniquement, sans efforts, restent sans effets trophiques.

Dans la méthode des mouvements dirigés ou associés, on assure et on localise les effets à l'aide d'un artifice très-simple qui est le fond de la gymnastique dite suédoise ou méthode de Ling. Ici le mouvement est exécuté par un opérateur contre la résistance du malade, ou par le malade contre la résistance de l'opérateur. Une lutte régulière, une puissance ou une résistance uniforme toujours lente, dans une direction constante, permettent de localiser très-exactement l'effet physiologique de la contraction musculaire dans une région déterminée. Supposez une hypotrophie des pectoraux avec raccourcissement amyotrophique des fibres musculaires, saillie antérieure des têtes humérales (épaules dites *en porte-manteau*), voussure dorsale, etc.; — l'indication est de provoquer la nutrition dans le groupe musculaire raccourci, aminci, et souvent contracturé. A cet effet, faites porter le bras dans l'adduction, le coude à la hauteur de l'épaule; saisissant le coude, la main, l'opérateur commande au malade de résister doucement et il porte le bras dans l'abduction forcée. Puis il commande ensuite au malade de revenir à la position initiale, à l'adduction, et il lui résiste de façon toutefois à permettre au malade d'accomplir le mouvement. On a ainsi soumis les muscles hypotrophiés à un exercice qui comprend successivement une contraction des pectoraux, pendant la durée de laquelle les muscles, animés par la volonté, se contractent, tandis que s'allongent les fibres, vaisseaux, nerfs, tendons et ligaments, et une seconde contraction durant laquelle les mêmes tissus se raccourcissent pendant que le muscle se contracte. De cette succession d'allongements et de raccourcissements pendant la contraction volontaire, c'est-à-dire pendant l'innervation active, dépend l'effet trophique le plus assuré, le plus localisé que nous puissions produire. Il va de soi que cette méthode est applicable à tous les muscles volontaires, et que les résultats trophiques que l'on en obtient ne se limitent point aux muscles, mais s'étendent à toute la région dont fait partie le groupe musculaire mis en jeu. De tous les agents que nous avons passés en revue, il n'en est pas de plus puissant pour répartir à volonté les actes nutritifs dans les muscles ou dans les membres hypotrophiés par suite d'un défaut d'activité des éléments anatomiques contractiles de cause périphérique.

On a beaucoup écrit sur les causes de l'influence trophique de l'exercice musculaire ; mais ce n'est que dans ces dernières années que, grâce à la méthode expérimentale et à l'anatomie pathologique, on a pu assigner au système nerveux la place qui lui revient dans les actes nutritifs. Dans le règne animal, le concours simultané du cerveau, des cellules nerveuses de la substance grise et de l'activité onctionnelle ou contractile paraît nécessaire à l'entretien des tissus complexes et supérieurs qui constituent les organes de relation. C'est précisément parce que le fonctionnement de ces cellules amène l'activité trophique que leur irritation produit l'usure et la destruction, c'est-à-dire une combustion excessive. Il est probable que l'activite cérébrale volontaire détermine dans certaines portions de la moelle, dans les nerfs, puis dans les muscles, une condition physique qui favorise les échanges nutritifs. Il se passerait là, dans l'ordre biologique, quelque chose d'analogue aux actions électrolytiques et synthétiques qui se produisent dans l'ordre chimique sous l'influence des courants de la pi e.

Mais, si indispensable que paraisse être l'action synergique du système nerveux et de l'activité des éléments, il est néanmoins évident que cette synergie resterait stérile si, par une cause physique quelconque, la compression, par exemple, les propriétés physiques des éléments, leur perméabilité, leur caloricité, leur élasticité, etc., sont détruites ou sensiblement amoindries. C'est pourquoi, au début de ce travail, nous avons fait une large part aux conditions et aux médications physiques des hypotrophies.

RÉSUMÉ ET CONCLUSIONS.

J'ai cherché, dans ce travail, à appliquer au traitement des troubles de la nutrition une méthode qui, si je ne me trompe, peut jeter quelque jour sur les voies que parcourent les agents thérapeutiques pour attendre leurs fins.

Quoique les phénomènes vitaux ou biologiques soient d'ordre supérieur aux phénomènes physico-chimiques, ils les impliquent dans chacun de leurs actes; c'est sur eux qu'ils reposent ; c'est d'eux qu'ils dépendent. Aussi, de même que les propriétés physiques des corps organisés tiennent en biologie une place considérable, les agents du même ordre doivent tenir en thérapie un rôle correspondant. C'est ce que l'expérience de tous les jours nous montre dans l'emploi trop souvent empirique qui se fait dans la pratique médicale de la pesanteur, de la compression, des manipulations, du froid, de la chaleur, de l'électricité, etc., sous forme de bains, de glace, d'air comprimé, de cautère actuel, de frictions, d'hydrothérapie, etc. Il existe donc une thérapie physique, dont j'ai décrit ailleurs les éléments (1), de même qu'il existe une thérapie biologique ou fonctionnelle dont *Bonnet* et *Fleury* ont posé les bases en chirurgie et en médecine, et que j'ai essayé de systématiser dans une thèse déjà ancienne (2).

Ceci est dit au point de vue de la méthode et de l'utilité qu'il y aurait à l'instituer dans l'art qui n'a peut-être pas encore cessé de mériter les anathèmes de Bichat.

Au point de vue des hypotrophies, c'est-à-dire de la diminution des propriétés trophiques de nos tissus, voici les points que j'ai cherché à établir :

1° Il importe, dans la pratique, de distinguer tout d'abord les troubles trophiques et spécialement les hypotrophies qui dépendent d'une altération primitive aiguë ou chronique des centres nerveux, et d'autre part ceux qui ont leur point de départ dans la lésion directe et primitive des organes périphériques.

2° Les premières sont généralement incurables. Mais elles peuvent s'atténuer de beaucoup, quand leur siége est primitivement cérébral ou quand elles affectent, dans la moelle, une marche aiguë qu'il est possible de modifier, surtout à une époque rapprochée du début des accidents.

3° Les hypotrophies d'origine périphérique, — traumatiques, rhumatismales, professionnelles, anémiques, etc., — sont, au contraire, très-généralement curables.

4° Dans le traitement des hypotrophies, les agents physiques, — manipulations, calorique, électricité, — peuvent être appliqués avec

(1) *Des éléments physiques de la thérapie* (Gazette médicale de Paris, 1873, nos 1, 3, 7, 9, 10).

(2) *Plan d'une thérapeutique par le mouvement fonctionnel;* Paris, 1858.

succès toutes les fois qu'ils atteignent les lésions primitives. Ils agissent en créant des conditions locales de milieu favorables aux actes intimes de la nutrition, et non en provoquant artificiellement les nerfs spéciaux qui mettent en jeu les appareils de la circulation ou des sécrétions. Cette dernière action, si elle est réelle, s'épuise rapidement et reste stérile.

5° Les agents chimiques paraissent n'avoir d'autre action que de modifier favorablement les digestions quand il y a lieu.

6° Les agents biologiques, la cinésie, la gymnastique déterminent, quand il se peut, les synergies fonctionnelles, spontanées (naturelles), le conflit de l'innervation et de la fonction propre des éléments qui semble nécessaire aux actes trophiques ou tout au moins les favorisent.

7° L'emploi systématique et combiné de ces différents agents, donne au médecin une influence puissante pour la direction des fonctions nutritives.

Clichy. — Imprimerie Paul Dupont, 12, rue du Bac-d'Asnières. (1167, 9-4.)

www.ingramcontent.com/pod-product-compliance
Ingram Content Group UK Ltd.
Pitfield, Milton Keynes, MK11 3LW, UK
UKHW020949220726
13924UKWH00002B/575

9 782019 942182